Dieta Antiinflamatoria

Recetas vegetarianas para reducir la inflamación,
estimular el sistema inmunológico y sanar

*(Recetas que combaten enfermedades autoinmunes y
disminuyen la inflamación rápida y fácilmente)*

Jose-Pedro Quintero

TABLA DE CONTENIDOS

Capítulo 1: Que es la inflamación

Antes de profundizar en lo que implica la dieta antiinflamatoria, sería mucho más beneficioso definir la inflamación. muchas personas cuando escuchan inflamación tienden a imaginar la hinchazón producida por la reacción ocasionado por un golpe en cualquier parte de nuestro cuerpo, Y efectivamente es así pero esos son signos externos de la inflamación porque el tema es más profundo de lo que piensas.

En general, la inflamación es la respuesta del sistema inmunológico del cuerpo a un estímulo. Como la reacción a un trauma común, como quemarse un dedo o caerse de una bicicleta, lo que puede causar enrojecimiento, calor e hinchazón en el área afectada;

Mientras el cuerpo mantenga el control de todo esto, eso es todo. Las cosas cambian a medida que la inflamación persiste y nunca desaparece por completo. Esta inflamación es conocida como inflamación crónica que significa que su cuerpo está en alerta máxima y puede provocar problemas de salud graves, como enfermedades cardíacas, diabetes, Alzheimer, cáncer. Etc.

Ahora bien, a menudo se asume que la inflamación es una respuesta negativa a un estimulo externo, pero en realidad es esencial en pequeñas cantidades para la vigilancia inmunológica y defensa de nuestro cuerpo.

Como se mencionó anteriormente, el problema surge cuando la inflamación persiste en el tiempo, ya que se cree que la mayoría de las enfermedades crónicas son causadas por una inflamación de bajo grado que persiste en el tiempo. Ahora bien tambien existe una inflamación interna en nuestro cuerpo que es producido mayormente por alimentos que provocan una reacción a nuestro sistema inmunológico este tipo de inflamación puede pasar desapercibida para el huésped hasta que surgen patologías evidentes, que incluyen, entre otras, diabetes, enfermedad cardiovascular, enfermedad del hígado graso, obesidad , trastornos autoinmunes, enfermedad inflamatoria intestinal, e incluso depresión clínica. Este concepto se denomina 'La teoría de la inflamación de la enfermedad', en la que la inflamación es el factor subyacente común entre las principales causas de muerte.

Funciona como coadyuvante en el tratamiento de la artritis

La artritis es, por definición, una inflamación de las articulaciones. Aunque existen cerca de 2 00 tipos de artritis, todas parten de la misma premisa y puede ser prevenida si consumes los alimentos correctos. Dicho esto, sobra decir que la artritis es una enfermedad dolorosa que mengua la calidad de vida de quien la padece, llegando en ocasiones a impedirle un desarrollo funcional y autónomo de las actividades más sencillas.

Características asociadas a la artritis son varias, pero las más comunes son: dolor crónico y rigidez de algunas articulaciones, hinchazón de las zonas afectadas, entre muchas otras.

Entre las causas que devienen en el desarrollo de esta enfermedad, las investigaciones relacionadas siguen su curso. Para el momento en que escribo esto, existe un consenso firme entre las grandes autoridades sanitarias sobre las principales causas.

Predominancia genética.
Defectos aleatorios en el sistema inmunológico.
Defectos en el cartílago comprometido.
Obesidad.

Lesiones mal curadas en articulaciones específicas.

Si has sido diagnosticado con esta enfermedad, o identificaste algún factor de riesgo que te impulsa a cuidarte mucho más desde la prevención, estos son algunos de los alimentos que tienen valores antiinflamatorios muy valiosos para prevenir la artritis.

Las nueces de Brasil.
Cebollas y puerros.
Té verde.
Cualquier alimento rico en vitamina C.

Pescado y frutos secos: especialmente por su alto contenido de Omega 6 .

Tienes en tus manos el poder de cambiar tu futuro, el conocimiento y la autoevaluación de tus condiciones clínicas son suficientes para que diseñes un plan de alimentación antiinflamatorio. Anticipo que no tendrá dudas después de leer este material. Evidentemente, si tus hábitos alimenticios hasta la fecha han sido muy descuidados y dañinos, es probable que ya hayas desarrollado algunas de las enfermedades citadas en este capítulo. En todo caso, recuerda que los procesos inflamatorios dentro de tu cuerpo no se detienen con el diagnóstico oficial de una enfermedad.

A partir de ahora, edúcate mucho más al respecto (como estás haciendo por el momento) y toma acciones concretas para mejorar tu bienestar físico y, con ello, tus condiciones de vida.

Tortitas de plátano

- 1 cucharadita de bicarbonato de sodio
- 2 cucharada de aceite de coco
- 4 tazas de bayas • Zumo de 2 naranja mediana
- 4 plátanos, triturados
- 4 huevos grandes, batidos

1. En una cacerola pequeña, combine las bayas y el zumo de naranja.
2. Llevar a ebullición a fuego medio-alto. Reduzca el fuego a medio-bajo y cocine de 20 a 25 minutos, removiendo de vez en cuando con un batidor o mazo y machacando la fruta, hasta que espese ligeramente. Retirar del fuego.
3. La mezcla se espesará más a medida que se enfríe.
4. Mientras se cocina la compota, en un bol mediano, combine los plátanos, los huevos y el bicarbonato de sodio, removiendo con una cuchara de madera para incorporarlos.

5. En una sartén grande, calentar el aceite de coco a fuego medio-alto hasta que esté caliente.

6. Vierta la masa de las tortitas en la sartén, utilizando 1 de taza de masa para cada tortita.

7. Cocinar las tortitas hasta que se hinchen ligeramente, parezcan cuajadas en el centro y los bordes se vuelvan translúcidos, 10 a 15 minutos.

8. Dar la vuelta a las tortitas y cocinarlas durante 1 a 5 minutos más.

9. Servir las tortitas con la compota de bayas.

Sándwiches de mantequilla de almendras y plátano sin gluten

- Una pizca de sal, o al gusto
- 32 rebanadas de pan de molde sin gluten
- 16 plátanos maduros, cortados a lo largo
- 2 taza (60 ml) de aceite de coco
- 2 taza de nueces de almendra
20 gotas de stevia líquida Preparación

1. En un procesador de alimentos, combina bien el aceite de coco, las nueces de almendra, la stevia y la sal hasta formar una pasta de mantequilla.
2. Deja enfriar.
3. Extiende 4 cucharadas de mantequilla de almendras en cada par de rebanadas de pan y añade las rodajas de plátano.

Fideos cajún simples con camarones cremosos

Ingredientes:

1 c. pimentão vermelho picado
1 c. pimentão verde picado
1 c. cebolas amarelas ou brancas picadas
2 c. tomates em cubos assados no fogo Escorridos de uma lata.
2 colher de manteiga
1 c. creme de leite pesado
1 c. leite de amêndoa sem açúcar
8 onças de queijo creme Corte em pedaços.
1 c. Queijo Parmesão Reggiano ralado
16 onças de macarrão linguine
4 colheres de chá de azeite Dividido em porções de
2 colher de chá.

2 kg de camarão cru, limpo e sem casca.

2 colher de sopa de tempero cajun dividida em porções de

1 colher de sopa. Você também pode usar tempero crioulo.

8 onças de salsicha andouille cortada em pedaços de

2 polegada . Você pode usar mais se quiser.

Instruções:

1. Cozinhe o macarrão conforme as instruções da embalagem.
2. Coloque o camarão em uma tigela junto com 1 colher de sopa de tempero cajun ou crioulo.
3. Misture para garantir que o camarão esteja totalmente revestido.
4. Aqueça uma frigideira ou panela em fogo médio alto.
5. Eu uso uma frigideira de ferro fundido.
6. Adicione 2 colher de chá de azeite na panela.
7. Quando estiver quente, coloque os camarões na frigideira.
8. Cozinhe por 1-5 minutos de cada lado até ficar rosa brilhante.
9. Retire o camarão e reserve.
10. Adicione uma colher de chá adicional de azeite à panela junto com a linguiça picada, cebola, pimentão verde e pimentão vermelho.

11. Refogue por 5-10 minutos até que os legumes estejam macios e as cebolas translúcidas e perfumadas.

12. Retire os legumes da panela e reserve.

13. Reduza o fogo na panela para médio.

14. Adicione a manteiga na panela e deixe derreter.

15. Adicione o creme de leite, leite de amêndoa, cream cheese, a 1 colher de sopa restante de tempero cajun ou crioulo e queijo parmesão reggiano .

16. Continue mexendo o molho até que todo o queijo derreta completamente.

17. O cream cheese pode demorar um pouco para derreter.

18. Adicione o tomate assado no fogo e mexa.

19. Deixe a mistura cozinhar por 1-5 minutos.

20. Adicione o camarão, salsicha, legumes e macarrão à panela e mexa.

21. Deixe a massa cozinhar por 10 a 15 minutos até combinar. Servir.

Arroz De Coco Y Lima Con Pollo

Ingredientes:

1 cucharadita de comino molido
1/2   de cucharadita de jengibre molido
Zumo de 2 lima mediana
240 g de hojas y tallos de cilantro
500 g de arroz jazmín
2 lata de leche de coco entera sin azúcar
240 ml de caldo de pollo
pechugas de pollo deshuesadas y sin piel
2 cucharadita de sal

Direcciones:

1. Poner el arroz, la leche de coco, el caldo, el pollo, la sal, el comino y el jengibre en la olla interior y remover para combinar.

2. Mezclar el zumo de lima y repartirlo con una cuchara en cuatro cuencos.

3. Cubra cada tazón con una cantidad igual de cilantro y sirva.

Ingredientes:

1 cucharadita de pimienta de Jamaica molida

1 taza de agua

1 taza de zumo de limón

1/2 de taza de vinagre de vino tinto

Dos cucharadas de aceite de oliva

4 libras de pechuga de pollo deshuesada y sin piel

Ocho piezas de pan de pita enteras

Accesorios discrecionales: Salsa tzatziki, lechuga romana rallada y rodajas de tomate, pepino y cebolla

Dos cebollas medianas, ralladas

Seis dientes de ajo picados

Una cucharadita de aroma de limón y pimienta

Una cucharadita de orégano seco

Preparación

1. Añade el pollo para combinar los primeros nueve ingredientes en una olla de cocción lenta de 5-10 cuartos.

18

2. Cocinar, tapado, a fuego lento durante 5-10 horas, o hasta que el pollo esté tierno.
3. Retire el pollo de la olla de cocción lenta.
4. Vuelva a ponerlo en la olla de cocción lenta después de desmenuzarlo con dos tenedores.
5. Coloque la mezcla de pollo en las rebanadas de pan de pita con pinzas.
6. Servir con guarniciones.

Súper batido verde desintoxicante

Ingredientes:

3 tazas de mango, en cubos congelados
3 taza de col rizada, sin tallos ni costillas
 2 pepino mediano, pelado
12 cubitos de hielo
5-10 dátiles para dulzura – opcional
1 taza de hojas de menta fresca picadas
1 taza de perejil de hoja plana picado
2 taza de jugo de naranja o mandarina frío
4 costillas medianas de apio, picadas

Direcciones:

1. En una licuadora, combine todos los ingredientes.
2. Pulse hasta que tenga una consistencia suave.
3. Verter igualmente en dos vasos para servir
4. Servir y disfrutar.

Boloñesa de coliflor con calabaza espagueti

Ingredientes

Para la Boloñesa:
½ cucharadita de Copos de pimiento rojo
Lata de tomates de 2 8 oz cortados en cubitos
Sal y pimienta al gusto
cucharadita de hojuelas de orégano seco
2 cabeza de coliflor 2 cucharadita de Copos de albahaca deshidratada
Dientes de ajo picados
1 tazas de cebolla roja, cortada en cubitos
1 taza de caldo de verduras, bajo en sodio
Para la Pasta
8 calabacines
Instrucciones

1. Agrega todos los ingredientes de la boloñesa en la olla de cocción lenta

y cocina a fuego alto durante aproximadamente 5 a 10 horas.

2. Una vez hecho esto, tritura la coliflor con un machacador de papas o un tenedor para romper los floretes y toma tu boloñesa

3. Vierte cucharadas de boloñesa en los tazones de fideos de calabacín.

canela y jengibre agregados a la avena

Ingredientes:
2 cdta. jengibre molido
1 cucharadita. canela molida
½ cucharadita. nuez moscada molida
2 cda. linaza
2 cda. melaza
2 taza de agua
1 taza de avena
½ taza de arándanos secos

Instrucciones:

1. Hierva la avena, el agua, los arándanos secos, el jengibre, la canela y la nuez moscada en una cacerola mediana.
2. Cuando la mezcla comience a hervir, baje el fuego y déjela hervir a fuego lento durante cinco minutos.
3. Luego, agregue sus semillas de lino.

4. Tapar la sartén durante cinco minutos y dejar que la mezcla se asimile.
5. Sirva caliente.

Tartas antiinflamatorias

Ingredientes

6 huevos
12 cucharadas de stevia
2 cucharadita de extracto de vainilla
12 onzas de chocolate negro, al menos 70%
12 onzas de mantequilla

Ganache de chocolate

1 taza de nata de montar espesa
8 oz de pepitas de chocolate sin azúcar

Preparación

1. A baño maría, derrite el chocolate y la mantequilla. Deja enfriar.
2. Separa el huevo y coloca las yemas en el bol de una batidora eléctrica.
3. Añade 5-10 cucharadas de stevia y bate hasta obtener un color amarillo

pálido claro, aproximadamente 12 minutos.

4. Vierte lentamente el chocolate derretido y remueve hasta que esté mezclado.
5. En un bol limpio, añade las claras de huevo.
6. Bate hasta que esté espumoso.
7. Vierte lentamente 6 cucharadas de stevia y mezcla hasta que esté suave.
8. Incorpora las claras a la mezcla de chocolate y huevo.
9. Cubre el molde para pasteles con papel para horno.
10. Vierte la masa en ella.
11. Hornea a 150ºC durante 20 minutos.
12. Deja enfriar antes de desmoldar.
13. En una olla mediana, a fuego medio, calienta el chocolate negro con la nata espesa hasta que forme burbujas en los lados de la cacerola.
14. No hiervas la nata y bate constantemente para evitar que se queme el chocolate.

15. Unta la ganache de chocolate sobre el bizcocho con una espátula.

Bolas de Mantequilla de Almendra Veganas

Ingredientes:

1 cucharada de mantequilla de almendras
1/2 de taza de coco rallado sin azúcar
20 dátiles sin hueso y cortados en dados

Instrucciones:

1. Coge un recipiente y pon los dátiles, la mantequilla de almendras y el coco.
2. Mezclar bien
3. Utiliza la mezcla para hacer pequeñas bolas
4. Guárdalas en la nevera y enfríalas
5. ¡Disfruta!

Tacos De Papa Crujientes

Ingredientes:

- 8 cucharadas de aceite vegetal o aceite de aguacate
- 8 brochetas largas de madera
- 24 tortillas de maiz
- 2 c. puré de patatas

- Lechuga romana en rodajas finas o repollo verde
- Rábanos en rodajas finas
- Cilantro
- Guacamole
- salsa verde

Direcciones:

1. Caliente las tortillas en una sartén durante 30 segundos para que queden flexibles.
2. Ponga una cucharada de puré de papas en el centro de cada tortilla y extiéndalo a lo largo de la tortilla.

3. Enrolle la tortilla y póngala en una brocheta larga.
4. Repite hasta poner tres o cuatro tacos en la brocheta.
5. Repite con todas las tortillas.
6. En una sartén a fuego alto poner una cucharada de aceite y poner tres o cuatro tacos, dejar hasta que estén dorados, de tres a cinco minutos, voltear y dorar por el otro lado.
7. Saca los tacos y ponlos en un plato con papel toalla para que absorba el exceso de aceite.
8. Repita hasta que todos los tacos estén listos.
9. Para servir, coloca los tacos de papa crocantes en un plato y termina con los toppings. Disfruta inmediatamente.

Pollo con sabor a tomate y ajo

¿Quién dice que no puede disfrutar de una comida increíble que valdría la pena para sus papilas gustativas mientras lucha contra la inflamación y alivia los dolores en las articulaciones?
Bueno, a estas alturas, ¡ya deberías saber que puedes!

Este pollo con tomate y ajo es fácil de hacer y además muy rico para tu paladar.

Es un plato rápido y lleno de sabor que puede preparar con ingredientes cotidianos desde la comodidad de su hogar.

Este plato sencillo es básicamente pollo cubierto con salsa de tomate y ajo, pero no lo desprecies, es totalmente delicioso.

Ingredientes:

Tomates picados
Hojuelas de pimienta roja
(No necesariamente obligatorio)
Sal al gusto
Pimienta al gusto
Pechugas de pollo
Aceite de oliva Hojas de albahaca fresca
picada
Cebollas en cubo
dientes de ajo picados
(Alrededor de 6 dientes)

Procedimiento:

1. Espolvoree el pollo con sal y pimienta
2. Cubra el pollo con envolturas de plástico.
3. Dejar unos 20 minutos y desenvolver
4. Consigue una sartén
5. Añadir unas 4 cucharadas de aceite de oliva y freír el pollo.
6. Freír hasta que cada lado esté dorado y crujiente.
7. Dejar de lado

8. Use la misma sartén para el siguiente conjunto de instrucciones

9. Agregue las cebollas picadas a la sartén y fría durante unos 5-10 minutos.
10. Agregue el ajo y continúe friendo y revolviendo durante unos 5-10 minutos.
11. Añadir los tomates
12. Agregar las hojas de albahaca
13. Agregar sal al gusto

14. Agregar pimienta y hojuelas de pimiento rojo
15. Dejar hasta que espese
16. (Como una salsa)
17. Agregue el pollo a la mezcla y deje que la salsa se empape.
18. Servir caliente

Pellets de proteínas con sabor a cereza y plátano

Ingredientes:

· 1 cucharada de proteína vegana en polvo (opcional)
· 4 cucharadas de mantequilla, a temperatura ambiente, cortada en cubos pequeños
· 4 pasteles de arroz
· 12 cucharadas de cerezas enlatadas picadas
· 1/7 de cucharadita de canela molida
· 2 clara de huevo pequeña
· 4 plátanos pelados y cortados por la mitad a lo largo
· 1 taza de chips de plátano sin sabor
· ½ de taza de pasas
· ½ de cucharadita de extracto de vainilla puro
· 1/7 de cucharadita de pimienta de cayena

Instrucciones:

1. Coloca las mitades de plátano en una bandeja para hornear, con el lado cortado hacia arriba.
2. Espolvorear la pimienta de cayena y la canela por encima.
3. Poner el horno en modo asar.
4. Colocar la bandeja en el horno y asar durante 10 a 15 minutos o hasta que los plátanos estén dorados.
5. A continuación, ajusta la temperatura del horno a 350 °F.
6. Colocar los plátanos caramelizados en el bol del procesador de alimentos.
7. Añadir la mantequilla y procesar hasta que esté bien combinado y suave.
8. Agrega los trozos de plátano en la licuadora y bate hasta lograr la textura que desees.
9. Añadir las tortas de arroz y dar pulsaciones cortas hasta que se rompan en trozos más pequeños.
10. Extiende esta mezcla en una bandeja para hornear.

11. Introducir la bandeja en el horno y hornear durante unos 20 minutos hasta que estén crujientes.
12. Añadir el plátano licuado, las pasas, la vainilla, la proteína en polvo, las cerezas, la clara de huevo y la mezcla de chips de plátano en un bol.
13. Mezclar bien.
14. Hacer pequeñas bolas con la mezcla y colocarlas en una bandeja de horno.
15. Hornear las bolas durante unos 20 minutos o hasta que estén firmes.
16. Enfriar completamente y servir.

Champiñones llenos de hierbas

Ingredientes:

- 8 onzas de queso de cabra
- 1 cucharada de cebollino picado
- 1/7 de cucharadita de sal marina celta
- 1 libra de champiñones blancos
- 1/7 de taza de perejil picado
- 1 cucharadita de ajo picado

Instrucciones:

1. Retirar el tallo y las agallas de los champiñones y colocarlos en una bandeja de horno, con el tallo hacia arriba.
2. Combinar el perejil, el ajo, el queso de cabra, el cebollino y la sal en un bol.
3. Rellenar los champiñones con esta mezcla.
4. Colocar la bandeja en el horno precalentado y hornear a 350°F

durante unos 35 a 40 minutos o hasta que los champiñones estén cocidos.

Ingredientes:

2 cucharada de mantequilla de almendras recién molida
2 manzana orgánica

Direcciones:

1. Cortar la manzana en rodajas y sumergirlas en mantequilla de almendras.

2. Busque tiendas de alimentos naturales o mercados que ofrezcan la oportunidad de moler su propia mantequilla de nueces en lugar de comprar frascos de mantequilla de almendras.

3. Es una opción mucho más sana y
   fresca.

mermelada de mora hecha con suero de leche

Ingredientes:

- 4 cucharadas de jarabe a bordo;
- sal, pimienta y azucar

Las manos en:

- Corta las moras por la mitad, licúa
½ en una licuadora, junto con los demás
- 2 00 g de suero de leche
- 2 00 g de lechuga
- 250 g de crema fresca
- 100 g de moras frescas
- 4 cucharadas de vinagre balsámico

ingredientes;

1. Vierta la mezcla en un bol y agregue el último cuarto de las moras a la mezcla, revolviendo con el condimento.
2. Opciones de jugos naturales y saludables (batido)

3. Aunque es saludable, no debes consumir el batido con regularidad y / o en abundancia, ya que puede contener demasiados carbohidratos en forma de fructosa.
4. Esta categoría de jugo es preferible a los jugos de frutas, ya que generalmente contiene barras verdes llenas de vitaminas, compuestos vegetales secundarios, aminoácidos y minerales.

Bebida ayurvédica rosa

Ingredientes
Roths Smoothie:

• Agua según sea necesario (para que el batido sea lo más conveniente posible)
• Mermelada:
• 2 capa grande de pétalos
• Aproximadamente 5-10 cucharadas de jarabe de fecha / Jagger / Nutural Whole Food Swuetener
• Más claro si usa el método de cocción
• 2 taza de semillas empapadas (puedes usar las nueces / semillas que te gusten)
• 1-5cucharadas de jama (receta a continuación)
• Pocos hilos de la afirmación

• Parte de la distancia de la cámara.
• 1-5 gotas de esencia de vainilla (normal)

Preparación

1. Para la versión más real y más auténtica, es posible que agregue las mayores posibilidades y el abanico en una jarra de vidrio y agítelo bien.
2. Manténgalo al sol durante 1-5 semanas por semana. Esto será muy bien soleado y es muy bueno y robusto en el piso.

Para la SmOTHTHE:

1. Primero mezcle las semillas de calabaza con un poco más de agua y más tarde agregue todos los ingredientes restantes y mezcle de manera segura la consistencia.